DE

L'HYSTÉRO-ÉPILEPSIE,

OBSERVATION D'UN CAS TRÈS RARE.

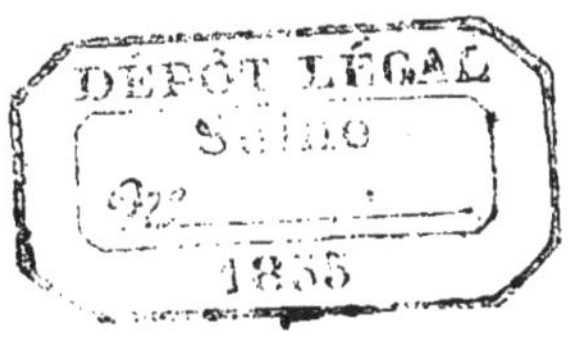
DÉPÔT LÉGAL
Seine
1855

Td 85
224.

OUVRAGES DU MÊME AUTEUR :

FOLIE A DOUBLE FORME. GUÉRISON PAR L'EMPLOI DU SULFATE DE QUININE. (Broch., Paris, 1855, extrait des *Annales Médico-psychologiques.*)

Pour paraître prochainement :

ESSAI SUR LA PYROMANIE OU MONOMANIE INCENDIAIRE. — DE LA MANIE. — SON TRAITEMENT PAR L'OPIUM.

DE

L'HYSTÉRO-ÉPILEPSIE,

OBSERVATION D'UN CAS TRÈS RARE;

PAR

H. LEGRAND DU SAULLE,

Ancien Interne de la Maison impériale de Charenton

et des Asiles publics d'Aliénés de la Côte-d'Or et de la Seine-Inférieure,

Membre correspondant de la Société Médico-Psychologique.

BIBLIOTHÈQUE IMPÉRIALE IMPR.

Cherchez partout des ressources, tous les genres de leviers sont bons, s'ils sont puissants; l'essentiel est de savoir vous en servir à propos.

(LEURET, *Du traitement moral de la folie.*)

PARIS,

IMPRIMERIE DE COSSON,

RUE DU FOUR ST-GERMAIN, 43.

—

1855.

A mon savant premier maître,

M. le Docteur

J. B. Édouard DUMESNIL,

Ancien Interne des hôpitaux civils de Paris,

Membre de plusieurs sociétés savantes,

Lauréat de la Société impériale de Médecine de Bordeaux,

Ex-directeur-médecin des Asiles départementaux de la Haute-Marne et de la Côte-d'Or,

Directeur-médecin en chef de l'Asile public d'Aliénés de la Seine-Inférieure

(Quatre-Mares, près Rouen)

Hommage de ma vive reconnaissance, de mon très affectueux dévouement.

H. LEGRAND DU SAULLE.

HYSTÉRO-ÉPILEPSIE

Déterminée chez un enfant par la présence de larves vivantes dans les sinus frontaux ; accès de manie consécutifs ; destruction des insectes au moyen de vapeurs arsénicales ; traitement approprié de l'affection convulsive ; guérison.

> Cherchez partout des ressources, tous les genres de leviers sont bons, s'ils sont puissants ; l'essentiel est de savoir vous en servir à propos.
>
> (Leuret, *Du traitement moral de la folie.*)

Pendant mon internat à l'Asile public d'aliénés de la Côte-d'Or, j'ai été assez heureux pour rencontrer un cas fort extraordinaire et qui compte peu d'analogues dans les annales de la science. Il ne s'agit pas d'une affection nouvelle ou d'une forme spéciale d'une maladie déjà connue ; mais, ainsi que l'indique le titre de cette observation, d'une maladie trop commune chez les jeunes femmes, l'hystéro-épilepsie; seulement ici cette maladie paraît avoir été déterminée par une cause d'une nature toute spéciale et assez peu commune pour qu'il n'en soit pas fait mention dans les auteurs qui ont étudié avec le plus de soin cette forme de névropathie. J'avouerai même que le fait principal de l'observation qui va suivre, la présence de larves vivantes et surtout de larves appartenant à des genres différents et à des familles distinctes, dans les sinus frontaux, est une chose assez étonnante en soi, pour que j'eusse hésité à prendre la responsabilité de la publication d'un pareil fait, si mes observations personnelles n'étaient confirmées par celles de plusieurs personnes très aptes à émettre un jugement en semblable matière. Je citerai particulièrement le savant professeur d'histoire naturelle de la faculté des sciences de Dijon, M. Brullé et M. le docteur E. Dumesnil, mon ancien chef de service et mon ami, actuellement directeur-médecin en chef de l'Asile de Quatre-Mares, près Rouen, et qui a laissé les plus honorables souvenirs comme médecin et comme administrateur dans les Asiles de Saint-Dizier et de Dijon.

Lazarette P. est une petite fille de neuf ans, d'une taille moyenne, d'un tempérament lympathico-nerveux, d'un caractère doux, facile et obéissant. Douée d'une intelligence assez précoce, elle a rapidement appris à lire, à écrire et à compter ; elle sait même son catéchisme. Lazarette a pour mère une femme de 36 ans, d'un caractère un peu mélancolique; son père, âgé de 48 ans, est facteur de l'administration des postes; c'est un homme violent, irascible, adonné à la boisson.

Pendant ses premières années, Lazarette a joui d'une santé très satisfaisante; elle eut la rougeole à cinq ans.

Par une belle soirée du mois d'octobre 1850, la petite fille en se promenant dans la campagne avec son père et sa mère, s'amusa à cueillir un bouquet de fleurs des champs. Lazarette prit plaisir à respirer avec force et à de fréquentes reprises l'odeur parfumée des fleurs qu'elle s'était cueillies. Après une promenade d'une heure et demie environ, l'enfant rentra avec ses parents et se mit au lit, sans accuser aucun malaise. Dans les jours qui suivirent, la petite fille fut prise tout à coup d'une céphalalgie frontale très intense, caractérisée surtout par la présence d'un point extrêmement douloureux, ayant son siége dans les sinus frontaux, par des éblouissements, des vertiges, par un chatouillement tout particulier de la membrane pituitaire, enfin par des éternûments répétés.

Cet état se prolongea à peu près pendant six semaines, de la fin d'octobre au 10 décembre. — Plusieurs médecins éclairés furent consultés, mais, ne pouvant s'expliquer la cause réelle d'une maladie si difficile à définir, ils ne purent réussir à apporter quelques soulagements aux souffrances de la petite fille, dont le caractère subit un brusque et notable changement. De douce et et obéissante qu'elle avait toujours été, elle devint vive, emportée, colère; dans ses moments d'impatience, elle insulte grossièrement son père et sa mère, brise tous les objets qui lui tombent sous la main, brûle ses jouets, et fait voler en éclat plusieurs carreaux. Avec les enfants du voisinage, elle devient querelleuse et prend plaisir à les frapper. Éprouvant un besoin continuel de locomotion, on la voit aller çà et là, inquiète et chagrine; Lazarette est évidemment malade, elle est en ce moment sous l'influence d'une surexcitation nerveuse tout à fait anormale: nous constatons les prodròmes d'un accès de manie. Mais poursuivons, nous allons bientôt être éclairés sur les causes et la nature de l'affection nerveuse jusque-là mal définie, au début de laquelle nous venons d'assister.

10 décembre. L'enfant semble aller beaucoup mieux depuis quelques jours ; elle est calme et ne se plaint plus de maux de tête. — Au point douloureux, situé entre les arcades sourcilières, Lazarette s'est aperçue ce matin en portant la main au front, qu'il s'était développé une chaleur singulière ; de plus, après s'être mouchée, elle a par hasard remarqué qu'elle avait rendue, avec le mucus nasal, plusieurs *petits grains*, plusieurs *petites bêtes* remuant imperceptiblement dans son mouchoir.

Lazarette ne s'était aucunement préoccupée de ce phénomène et n'en avait même pas parlé, lorsque, quatorze jours après, 24 décembre 1850, étant un peu grondée par sa mère, elle lui dit, peut-être pour attirer son attention sur un autre sujet : « Dis donc maman, tu ne sais pas, je fais des vers quand je me mouche ». Ce disant, la petite fille se moucha fortement et fit voir à sa mère, au milieu de son mucus nasal, un petit animal vivant. Mme P. s'en inquiéta fort peu d'abord, et crut que son enfant avait des parasites ; elle redoubla de soins, de précautions, mais elle ne tarda pas à s'apercevoir de son erreur, après avoir minutieusement peigné chaque matin, pendant plusieurs jours, la tête de sa petite fille et n'avoir rien vu qui justifiât ses suppositions.

L'inspection scrupuleuse et presque journalière des mouchoirs de sa fille lui fit au contraire découvrir dans le mucus nasal, la présence des mêmes petits animaux. Fort inquiétée par un phénomène aussi singulier et si fréquemment réitéré, Mme P. alla présenter à son médecin le mouchoir dont l'enfant s'était servie la veille, 1er février 1851. Celui-ci, après avoir recueilli les petits corps épars dans le mucus nasal desséché et les avoir attentivement examinés, reconnut parfaitement qu'il avait affaire à des larves; mais, regardant au premier abord comme impossible l'existence de ces larves dans la membrane interne du nez ou dans les sinus frontaux, il tranquillisa Mme P. et lui promit d'aller voir la petite fille le lendemain.

Il se rendit presque immédiatement chez un professeur de la faculté des sciences, auquel il présenta les larves en le priant de les examiner. M. Brullé, dont le nom fait autorité en entomologie, détermina scientifiquement, après une étude faite au microscope, la famille et le genre des insectes qui lui avaient été apportés.

Sur ces entrefaites, le médecin de Mme P. s'était rendu chez elle, il avait vu Lazarette et observé lui-même la chaleur qui s'était développée en un point assez circonscrit de la partie inférieure et moyenne du frontal; il crut devoir appeler en consultation plusieurs de ses confrères; il fut convenu dans cette conférence de soumettre la petite fille au traitement suivant : emploi des sternutatoires, vésicatoire à la nuque, pédiluves sinapisés, laxatifs. Les médecins qui avaient fait partie de la consultation conservèrent, chacun de leur côté, une partie des larves et les soumirent isolément à l'observation de M. Brullé, qui les présenta à l'une des séances de l'Académie des sciences, arts et belles-lettres de Dijon.

Je cite textuellement ici un extrait du procès-verbal de cette séance.

« M. Brullé fait voir à l'Académie des vers qui ont » été rendus par le nez chez la fille P. Voici la dé- » signation des espèces :

» N° 1. Trois larves de Chysomélines (insectes » Coléoptères) d'une longueur de 6 millimètres.

» N 2. Trois larves de Stratyomides (Diptères) » d'une longueur de 3 mill., remises à M. Brullé par » le docteur Lavalle.

» N° 3. Une larve de dermestes lardarius (Coléop- » tères) longue de 11 millimètres.

» N° 4. Une jeune Scolopendre (Myriapode) lon- » gue de 11 millimètres. Ces deux dernières lui ont » été remises par le docteur Paris.

» N° 5. Une larve de Coléoptère, qui lui parut » avoir le caractère des larves de Cistèle, longue de » 20 millimètres. Elle lui a été remise par le docteur » Boucher.

» N° 6. Une larve de Chrysoméline, voisine de » celles mentionnées plus haut.

» N° 7. Deux jeunes Scolopendres, moins grandes » que celles inscrites au n° 4, ayant l'une 6 et l'autre » 8 millimètres.

» Les n°s 6 et 7 lui ont été remis par le docteur » Sédillot. »

Hâtons-nous de revenir maintenant près de notre intéressante petite malade : son état s'aggrave, bien que sa mère l'ait exactement soumise au traitement indiqué plus haut.

25 mars 1851, Lazarette éprouve une céphalalgie intense, des éblouissements, et perd tout à coup connaissance. A peine est-elle un peu revenue à elle-même, qu'elle tombe dans des convulsions qui durent plusieurs heures. A la suite de cette crise longue et douloureuse, le médecin ordinaire remarque chez l'enfant un état comateux, voisin de la congestion, un certain trouble des facultés intellectuelles, une amnésie complète. Dans la soirée, 12 sangsues furent appliquées aux apophyses mastoïdes; le lendemain, sauf une inappétence très prononcée, Lazarette allait assez bien. Le médecin, craignant avec juste raison le retour d'accidents nerveux semblables à ceux qu'il avait observés la veille, conseilla à la famille de placer la petite fille à l'Asile public d'aliénés de la Côte-d'Or. Après quelque temps d'hésitatiton, madame P. adressa une demande officielle à M. le préfet du département, qui ordonna l'admission immédiate de la petite malade à la Chartreuse.

Le 24 avril, Lazarette fut amenée à l'Asile par ses parents; je fus appelé, comme interne en médecine de l'établissement, à prendre les renseignements sur les antecédents de la jeune malade, je notai avec soin toutes les particularités qui me furent racontées. Le dire des parents me fut confirmé par les médecins qui avaient observé et traité Lazarette et auprès desquels je ne négligeai pas d'aller m'enquérir, les jours suivants, de tout ce qui pouvait avoir trait au mode d'invasion de la maladie, à ses causes présumées et à sa nature actuelle.

M. Brullé voulut bien aussi me mettre au courant de l'étude qu'il avait faite des larves et m'apprendre qu'il existait quelques faits analogues dans les annales de la science. C'est ainsi qu'il m'est devenu facile d'exposer ici avec une exactitude rigoureuse les préliminaires de cette observation.

Nous sommes au 28 avril; mon chef de service, M. le Dr E. Dumesnil et moi observons notre malade avec le plus vif intérêt. Nous connaissons aujourd'hui tous les précédents de la maladie, nous savons qu'un cas tout à fait extraordinaire nous est soumis, et, j'ose timidement l'avancer, si nous sommes presque désireux de voir se développer quelques-uns des accidents nerveux dont il nous a été parlé, nous le sommes bien plus encore de recueillir nous-mêmes des larves, car depuis quatre jours l'enfant n'en a pas rendu. A part le point douloureux, où la calorification est si manifestement exagérée et sauf un peu d'excitation, Lazarette ne nous a rien présenté d'anormal jusqu'ici.

Le 29 avril à dix h. du matin, Lazarette se mettait à table et portait à sa bouche une première cuillerée de potage, lorsqu'elle pousse tout à coup un petit cri, tombe et se roule à terre en différents sens. Je me trouvais en ce moment dans une salle voisine; j'accours aussitôt, prévenu par la sœur de service, et je trouve la malade dans l'état que je vais essayer de décrire. Les paupières sont fermées, mais elles s'entr'ouvrent parfois et me permettent d'apercevoir facilement que la partie inférieure du globe de l'œil converge vers les aîles du nez ; la face est d'un rouge violacé, les mâchoires sont fortement serrées l'une contre l'autre. Les muscles de la vie organique se contracturent convulsivement de la manière la plus bizarre ; ainsi le bras droit est longitudinalement appliqué le long du corps dans une extension absolue, et les doigts sont un peu fléchis. L'avant-bras gauche est fortement appliqué sur le bras ; la main est aussi convulsée dans le sens de la flexion, le pouce et les autres doigts contractés et ramenés dans une adduction forcée. La respiration est haletante, précipitée, il y a une constriction de la gorge très appréciable, le poul reste petit et lent. Au moment où les convulsions diminuent, la face pâlit; les paupières, entourées d'un cercle bleuâtre très-prononcé, s'ouvrent entièrement et laissent apercevoir les yeux ternes et sans expression. La malade, en reprenant connaissance, se plaint de lassitude dans les membres, demande ce qui s'est passé, pourquoi on l'a mise sur un lit, et comment il se fait que plusieurs personnes l'entourent. A peine trois minutes s'étaient-elles écoulées depuis la fin de ce premier accès que l'enfant retombe dans une nouvelle crise, identique en tous points à la précédente. Après avoir donné à la sœur du service les indications les plus urgentes, je me rendis à la pharmacie de l'Asile pour y préparer une potion contenant vingt gouttes de chloroforme. A mon retour, la malade était à sa neuvième crise ; je fis appliquer des sinapismes aux mollets et placer en même temps sur la tête des compresses réfrigérantes. Les accidents nerveux continuant à se produire, je ne quittai pas Lazarette, et dans une rémission de cinq à six minutes, entre le dix-neuvième et le vingtième accès, je parvins à administrer la première cuillerée de la potion, mais elle fut presque immédiatement rejetée, et j'en cessai momentanément l'emploi. Enfin, après une série de quarante-cinq crises, dont la durée pour la première fut de 3 minutes, de 125 secondes pour la deuxième, et de 70 à 95 secondes pour les quarante-trois autres, tous les accidents cessèrent et la malade s'endormit profondément au bout de quelques instants.

Six heures du soir. Nous vînmes, M. Dumesnil et moi, voir Lazarette qui ne s'était éveillée que depuis une heure seulement ; elle était au lit, assise sur son séant, chantant et criant, puis pleurant et sanglotant tour à tour. Lorsqu'elle nous aperçut, elle poussa des éclats de rire et quand M. le docteur Dumesnil lui adressa la parole, elle se couvrit la tête de son drap en versant des larmes, et ne voulut pas lui répondre. Une potion antispasmodique et des applications froides sur la tête furent prescrites pour la nuit.

30 avril. La nuit a été mauvaise, Lazarette n'a pas dormi, elle a chanté et a accablé d'invectives l'infirmière qui l'a veillée ; plus de vingt fois elle a essayé de se lever, y ayant réussi une fois entre autres, elle a couru dans toute l'infirmerie, et a frappé une malade ; il a fallu la camisoler et lui mettre les entraves.

A la visite du matin, elle répond de la manière la

plus incohérente à toutes les questions qu'on lui adresse. — Bain de 3 heures à 26 degrés avec irrigation froide sur la tête. Lazarette continue pendant toute la journée à être fort agitée, et s'endort profondément vers le soir.

Le lendemain, 1er mai, la petite malade est très calme, sa physionomie a repris son expression douce et gentille: « Laissez-moi voir maman, nous dit-» elle, je serai bien raisonnable, je sais bien que » j'ai fait la folle hier, mais c'était plus fort que moi.»

Traitement. Bain de 3 heures comme la veille, applications froides. Potion avec teinture de cantharides 10 gouttes.

2 mai. Lazarette nous présente trois larves qu'elle a rendues en se mouchant; la santé générale est bonne, sauf la cephalalgie qui persiste dans le point que nous avons indiqué.

15 mai. Point d'accidents nerveux, mais depuis 13 jours nous avons recueilli trois fois des larves. En présence de ces insectes rejetés à diverses reprises avec le mucus nasal, M. Dumesnil comprit qu'il avait affaire à une affection convulsive de nature toute particulière. Il n'hésita pas à admettre que des larves avaient pu s'introduire par les fosses nasales jusque dans les sinus frontaux et qu'elles avaient pu y vivre et s'y développer. L'existence de larves vivantes dans les sinus frontaux une fois admise comme cause efficiente de la maladie de Lazarette, il y avait tout lieu d'espérer qu'on arriverait à la faire disparaître, en détruisant les insectes, en vertu du vieil

BIBLIOTHÈQUE IMPÉRIALE

axiôme, *sublatâ causâ, tollitur effectus*. Mais si simple que paraisse cette idée, la mise à exécution n'en était pas facile ; en effet, comment faire arriver jusque dans l'intérieur des sinus des vapeurs ou des liquides irritants ou toxiques ? Voici comment M. Dumesnil résolut de procéder : il fit préparer chez un pharmacien de la ville une solution arsénicale, contenant deux grammes d'arséniate de soude pour environ trente grammes d'eau distillée.

Un morceau de papier non collé, d'une grandeur déterminée, fut imbibé de cette solution, puis séché et roulé sur lui-même en forme de cigarette ; chaque cigarette pouvait contenir à peu près cinq centigrammes d'arséniate de soude.

20 mai. Les cigarettes me furent remises, je fis immédiatement venir Lazarette, et lui allumant une première cigarette, je la lui fis fumer, et j'obtins d'elle, d'après les recommandations de mon chef de service, qu'après de lentes aspirations, elle rendit la fumée aspirée par le nez. Afin d'obtenir complétement ce résultat, je veillai à ce que l'enfant conservât la bouche fermée, de sorte que l'expulsion de la fumée se fît forcément par les narines. Cette première expérience fut pénible pour la jeune malade, elle occasionna de la toux, des vertiges, un commencement d'ivresse ; néanmoins, le soir même et malgré sa répugnance, je l'obligeai à fumer devant moi une seconde cigarette, de la même manière que le matin.

Le malaise qui avait suivi la première épreuve,

se renouvela, avec moins d'intensité toutefois; le commencement d'ivresse se dissipa après quelques minutes d'exposition au grand air.

22 mai. L'enfant est aussi bien que possible; depuis le 1er du mois, elle prend chaque jour un bain de 2 à 3 heures et sa potion avec la teinture de cantharides; la dose a été augmentée tous les matins d'une goutte. Aucun accident ne s'est déclaré du côté de la vessie, bien qu'aujourd'hui il y ait 32 gouttes de teinture dans la potion.

23 mai. Depuis trois jours, Lazarette fume matin et soir sa cigarette en ma présence; elle y est maintenant habituée et semble même y prendre plaisir. A 3 heures de l'après-midi, je suis appelé auprès d'elle, et j'assiste à trente-et-une petites crises hystéro-épileptiformes, semblables à celles du 29 avril, mais dont la durée cependant ne dépasse guère 45 à 60 secondes. Un léger accès de manie succède à ces crises; l'excitation dure toute la nuit et se prolonge pendant toute la journée du lendemain 24 mai.

25 mai. La malade est à peu près revenue à l'état où elle se trouvait l'avant-veille; on reprend le traitement suspendu depuis l'apparition des dernières crises convulsives.

30 mai. On nous présente à la visite quatre ou cinq larves sans mouvement et mortes selon toute apparence, que Lazarette a rendues en se mouchant; de plus, nous constatons dans le mouchoir, au milieu du mucus nasal desséché, la présence de larves nombreuses à des degrés plus ou moins avancés de déve-

loppement, et des points brillants qui sont probablement des débris de larves.

9 juin. Depuis le 31 mai la température des bains que prend chaque jour la malade est abaissée de presque un degré ; elle tolère très bien aujourd'hui l'eau à 17 degrés centigrades. Elle s'est plainte ce matin d'éprouver quelques douleurs en urinant ; la potion avec la teinture de cantharides est supprimée. Le nombre des cigarettes vient d'être élevé à trois par par jour.

10 juin. Lazarette a rendu dans la nuit un grand nombre de larves infiniment petites.

15 juin. La malade, en se plaignant ce matin d'éprouver un mal de tête violent, a été prise en notre présence d'un accès hystéro-épileptiforme qui a duré trois minutes. Dans la journée, la malade a gardé la diète et a pris une potion avec un gramme de chloroforme. Vers le soir, il s'est déclaré une seconde crise, dont je n'ai pas été témoin, mais qui, d'après la sœur du service, aurait été moins longue que celle du matin.

16 juin. A notre grand étonnement, point d'excitation maniaque. Un fait important que je n'ai pas encore signalé, car nous nous en apercevons seulement aujourd'hui, c'est que le sens de l'odorat est lésé chez notre malade ; elle ne perçoit aucune odeur, même parmi celles qui sont les plus diffusibles et les plus pénétrantes. A quelles causes est due cette abolition du sens de l'odorat ? Faut-il l'attribuer à la présence des insectes qui auraient déterminé dans les

filets olfactifs qui pénètrent la membrane pituitaire une irritation susceptible d'amener un trouble de la fonction, ou ne devons-nous voir là qu'un de ces désordres fonctionnels qui se rencontrent assez communément après les attaques hystériques et épileptiformes?

C'est ce qu'il nous paraît difficile de décider.

25 juin. L'état de la malade est très satisfaisant; nous constatons d'une manière certaine que la calorification exagérée que nous avions si souvent remarquée vers l'espace inter-surcilier, où Lazarette accusait habituellement une douleur vive, a sensiblement diminué.

L'enfant fume maintenant quatre cigarettes par jour, bien qu'elle ne rende plus aucune trace de larves. Chaque après-midi, elle prend dans la pièce d'eau de l'Asile, un bain de 10, 15 ou 20 minutes; pendant la durée du bain la tête est entourée d'une coiffe de toile imbibée d'eau.

14 Juillet. Rien de nouveau, même traitement.

15 Juillet. Sur les vives instances de sa mère, Lazarette est allée en ville aujourd'hui. Il a fait excessivement chaud, un orage violent a éclaté dans la soirée, et soit que l'enfant ait été contrariée par des petites filles de son âge, avec lesquelles elle a joué, soit qu'elle ait mangé peut-être un peu plus qu'à l'ordinaire, toujours est-il qu'elle rentre à l'Asile à 8 heures 1/2 du soir, dans un état de malaise. Appelé auprès d'elle, je la trouve prise de convulsions très légères; quatre ou cinq petites crises fort bénignes,

d'une durée moyenne de 20 à 30 secondes, se succèdent rapidement. Supposant que l'enfant pouvait avoir l'estomac un peu embarrassé, je prescrivis pour la nuit une infusion de camomille.

16 Juillet. L'accident d'hier n'a pas eu de suite, l'enfant va bien.

15 Août. L'état général est excellent; plus de crise depuis le 15 juillet tout traitement est suspendu.

1er Septembre. Lazarette est aujourd'hui une charmante enfant, qui s'occupe à de petits travaux d'aiguilles et qui rend des services à la sœur de l'infirmerie à laquelle elle récite chaque matin un chapitre du catéchisme.

25 septembre. Deux légères épistaxis dans la journée ; pendant tout le mois d'octobre nous continuons à observer notre petite convalescente, elle grandit et devient de plus en plus active et laborieuse.

Enfin elle quitta l'Asile radicalement guérie, le 8 novembre 1851. Rentrée chez ses parents, Lazarette fut placée comme externe dans un pensionnat, où elle fit preuve d'une intelligence très développée, d'un caractère doux et facile. J'ai eu occasion de la voir le 14 avril 1853, je l'ai trouvée bien grandie, fraîche et bien portante.

Elle ne souffre plus du tout de maux de tête, le point douloureux à la région frontale n'a pas reparu; le sens de l'odorat fonctionne librement; elle n'a pas eu depuis sa sortie de l'Asile de la Côte-d'Or la moindre crise convulsive.

RÉFLEXIONS.

L'observation qui précède n'emprunte pas son intérêt aux circonstances mêmes de la maladie de la jeune Lazarette.

L'hystéro-épilepsie, sans être aussi fréquente chez les femmes avant qu'après l'âge de puberté, n'est pas rare chez les enfants, et, dans le cas qui nous occupe, l'affection nerveuse n'a rien offert de particulier qui puisse fixer l'attention, non plus que les désordres nerveux ou purement psychiques qui ont précédé, accompagné et suivi les attaques convulsives, dont on peut les regarder comme la conséquence.

Le changement du caractère et des habitudes, l'amnésie, le trouble intellectuel général, la perversion ou la suspension de l'exercice du sens de l'odorat, l'excitation maniaque plus ou moins intense forment trop souvent le cortége des attaques d'hystérie et d'épilepsie, pour mériter une mention spéciale. Il n'en est pas de même de la présence des larves vivantes dans les sinus frontaux; là a été vraisemblablement le point de départ des désordres qui ont été observés.

Quelque extraordinaire que soit ce fait, il est difficile de le révoquer en doute; l'observation attentive et suivie à laquelle l'enfant a été soumise, ne permet pas d'admettre une supercherie dont on chercherait d'ailleurs en vain la raison d'être. Il n'eût pas été possible à l'enfant de se procurer d'une manière aussi fréquente et en aussi grand nombre des larves d'insectes, dont quelques unes sont difficiles à rencontrer même par le naturaliste exercé. D'autre part cependant, c'est une chose bien singulière que la coexistence de ces insectes dans les sinus frontaux. Il faut nécessairement admettre que des œufs d'insectes peuvent être déposés dans les cavités naturelles du corps en communication avec l'air extérieur et particulièrement dans les fosses nasales, où ces œufs peuvent éclore. Il n'est pas moins incontestable, qu'une fois écloses, les jeunes larves peuvent pénétrer jusque dans les sinus frontaux, et là, vivre et se développer.

A défaut d'observations directes chez l'homme, la pathologie comparée en fournirait au besoin d'assez nombreux exemples; on comprendra surtout aisément que cela puisse avoir lieu pour les œufs des diptères; on admettra bien encore à la rigueur que, par un hasard singulier, en aspirant fortement l'odeur d'un bouquet de fleurs des champs, la jeune Lazarette ait pu attirer dans ses narines des œufs déposés sur ces fleurs par l'instinct prévoyant d'insectes Coléoptères; mais, ce qui ne peut manquer d'exciter l'étonnement et même l'incrédulité chez beaucoup de personnes, c'est la réunion fortuite de larves appartenant à des genres divers et à des familles différentes. En réfléchissant à la difficulté qui existe dans la détermination des larves, j'eusse pensé à une erreur possible, j'eusse admis peut-être que des larves d'une même espèce, à un degré plus ou moins avancé de développement, avaient été prises pour des larves de familles distinctes, si la désignation des espèces et des genres n'avait été faite par un homme aussi exercé que M. Brullé. Quoi qu'il en soit, qu'une seule espèce de larves ou que des larves différentes d'espèce, de genre et de famille, aient pu vivre et continuer à se développer dans les sinus frontaux, ceci importe peu, il n'en reste pas moins établi que des animaux articulés, qui ne sont pas des parasites habituels de l'homme, ont vécu à l'état de larves, pendant plusieurs mois, dans une des cavités naturelles, les fosses nasales, probablement aux dépens du mucus sécrété par la membrane pituitaire. L'irritation causée par la présence de ces animaux sur une muqueuse aussi délicate, aussi riche en filets nerveux que la membrane pituitaire et dans un point aussi rapproché du cerveau, cette irritation, dis-je, si bien indiquée par la chaleur exagérée et persistante observée vers la partie inférieure et moyenne du frontal, la céphalalgie, les éternuements, etc., a déterminé les accidents nerveux qui ont été décrits. Il s'est heureusement trouvé que nous avons eu affaire à une petite fille intelligente et à une mère attentive, de telle sorte qu'aucune des circonstances commémoratives ne nous a échappé. Nous avons eu ainsi des données probables pour établir un traitement rationnel, en remontant à la cause efficiente de la maladie. Que fût-il advenu si, au lieu d'être aussi bien renseignés sur les antécédents de notre petite malade, nous eussions eu affaire à des parents peu éclairés et peu soigneux, et à une enfant déjà hébétée par la maladie? Au lieu d'opposer au mal un traitement méthodique et curatif, nous eussions considéré peut-être les crises hystéro-épileptiformes comme susceptibles de guérison, et nous nous fussions bornés à des soins d'hygiène ou à l'emploi d'impuissants palliatifs. En ce cas, la guérison eût-elle été obtenue? Il est bien permis d'en douter.

Assurément il n'est guère possible d'admettre que les insectes logés dans les sinus eussent pu continuer à y exister une fois arrivés à l'état parfait; alors ils eussent sans doute cherché et trouvé une issue par les fosses nasales, ou bien ils eussent péri au moment de leur métamorphose. Mais avant que l'une ou l'autre de ces hypothèses eût pu se réaliser, la maladie nerveuse n'aurait-elle pas fait des progrès, ne se serait-elle pas exaspérée en même temps qu'elle serait devenue plus ancienne? La malade alors n'aurait-elle pu rester sa vie entière affectée d'un mal terrible et dont les conséquences eussent été d'autant plus graves pour elle que le développement de l'intelligence, n'étant pas complet, aurait été probablement arrêté, de telle sorte que les crises convulsives se fussent compliquées d'un état plus triste encore, l'imbécillité? Nous croyons en effet que, malgré la courte durée de la maladie, l'intelligence paraissait déjà s'affaiblir; il y avait perversion du sens de l'odorat, etc.

Le traitement le plus méthodique du mal n'eût

fourni aucun résultat heureux avant la disparition de la cause. On ne pouvait esperer voir cesser les attaques épileptiformes que lorsque les insectes seraient détruits et avec eux les désordres matériels et fonctionnels locaux ; de même que, chez les enfants atteints d'affections vermineuses, on voit disparaître les crises convulsives après l'expulsion des vers. Mais comment arriver à ce résultat ? M. Dumesnil, placé en face d'un cas nouveau et difficile, eut l'ingénieuse idée d'établir de temps à autre une circulation de vapeurs toxiques dans les fosses nasales au moyen de cigarettes convenablement préparées à cet effet et dont la fumée, aspirée par la bouche à la manière ordinaire, serait lentement rendue par les narines. De cette façon, et en surveillant rigoureusement l'application de ce moyen, il n'y aurait pas lieu de craindre d'altérer la santé générale, puisqu'il ne parviendrait dans les poumons qu'une quantité insignifiante de vapeurs ; d'autre part, on était en droit d'espérer que la fumée, pénétrant des fosses nasales dans les sinus frontaux par l'infundibulum, pourrait y exercer son action léthifère sur les larves qui s'y trouvaient. Cette méthode rationnelle ne souffrit pas d'inconvénients dans la pratique, elle fut suivie d'un plein succès. Peu à peu des larves vivantes ou des débris de larves furent expulsés avec le mucus nasal ; la chaleur exagérée de l'espace intersurcilier disparut. L'emploi simultané d'un traitement approprié à l'état nerveux général, les antispasmodiques, la teinture de cantharides, les applications réfrigérantes, les bains frais, amena rapidement une diminution d'intensité des crises, qui finirent par disparaître, et avec elles les accès passagers de manie consécutifs. La cause détruite, la maladie céda facilement à l'action du temps et des moyens thérapeutiques qu'il est dans l'usage de mettre en œuvre en pareille occurrence, mais bien rarement avec un succès aussi prompt et aussi complet. La petite fille reprit son caractère heureux et enjoué, la mémoire se rétablit, l'intelligence redevint libre et continua à se développer.

Cette observation démontre une fois de plus d'une manière authentique que des crises épileptiformes peuvent être déterminées par la présence d'insectes accidentellement logés dans les cavités naturelles du corps humain, et nous fait voir avec quelle circonspection on doit s'informer, auprès des malades récemment et subitement attaqués de maladies convulsives, des circonstances commémoratives, pour voir s'il n'y a pas de causes extérieures déterminantes, susceptibles d'être combattues avec succès ; là peut être quelquefois la guérison d'une maladie des plus pénibles et qui se joue si souvent des ressources de l'art.

En résumé, il résulte de cette observation :

1° Qu'il est possible que des larves d'insectes soient déposées au milieu de nos tissus et qu'elles puissent vivre et se développer dans celles de nos cavités qui sont en communication directe avec l'air extérieur ;

2° Que la présence de ces corps étrangers actifs

peut déterminer des attaques simulant l'hystérie et l'épilepsie;

3° Enfin que la destruction de ces animaux est facile, sans inconvénients pour la santé générale, au moyen de vapeurs toxiques, et que, combinée avec un traitement approprié, elle entraîne après elle la guérison.

Il existe certainement dans la science des faits analogues, mais je ne sais s'il y en a qui soient exposés d'une manière aussi complète. Des circonstances heureuses m'ont permis d'être exactement informé de tout ce qui s'était passé dès le début du mal et de l'observer, de le suivre pas à pas pendant son accroissement, et depuis son paroxysme jusqu'à son déclin et sa disparition. Je crois faire une chose utile en publiant l'observation d'un fait rare recueilli dans de pareilles conditions.

Le travail qui précède a été présenté et succinctement analysé à la Société médico-psychologique de Paris, dans la séance du 25 juillet 1853.

Cette savante compagnie ayant délégué trois commissaires, MM. Archambault, Calmeil et Loiseau, pour examiner d'une manière plus approfondie le mémoire intéressant qui lui était soumis, et pour en faire au besoin l'objet d'un rapport spécial, M. Loiseau, ce jeune médecin, déjà si distingué, et qui a laissé de si honorables souvenirs dans les hôpitaux de Paris et dans la maison impériale de Charenton, lut à la Société le compte rendu qui va suivre et auquel les Annales médico-psychologiques (janvier 1855), ont déjà donné une éclatante publicité.

Bien que le rapporteur ne soit pas tombé d'accord avec nous sur un ou plusieurs points, nous ne reproduisons pas moins ici l'exposé de ses vues sur l'observation médicale de la jeune Lazarette P., car M. Loiseau, dont l'érudition est si variée, a jeté un nouveau jour encore sur la question.

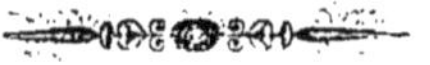

Société Médico-Psychologique.

Séance du 27 mars 1854.

PRÉSIDENCE DE M. LE PROFESSEUR GERDY.

Rapport de M. LOISEAU.

MESSIEURS,

Vous nous avez chargés, MM. Archambault, Calmeil et moi, de vous présenter un rapport sur une note adressée à la Société par M. Legrand du Saulle, ancien interne à la maison nationale de Charenton, à l'appui de sa candidature au titre de membre correspondant.

Le travail de M. Legrand du Saulle est intitulé: *Hystéro-épilepsie déterminée chez un enfant par la présence de larves vivantes dans les sinus frontaux; accès de manie consécutifs; destruction des insectes au moyen de vapeurs arsénicales; traitement approprié de l'affection convulsive; guérison.*

Le titre de cette observation appelle tout d'abord

l'intérêt; en effet, bien que le fait recueilli par M. Legrand du Saulle ne soit pas sans analogues dans la science, les cas semblables ont été assez rares ou assez rarement observés jusqu'ici, pour qu'il n'en soit pas fait mention par les auteurs dans l'étiologie de l'épilepsie et des affections convulsives congénères.

La presque généralité des auteurs qui ont traité de l'épilepsie ont admis deux formes principales dans cette maladie : l'épilepsie idiopathique et l'épilepsie sympathique. Cette première forme, reconnue dès les premiers âges de la médecine, est encore aujourd'hui généralement admise.

L'opinion qui consiste à admettre l'épilepsie sympathique, a pour elle des faits trop multipliés et trop concluants pour avoir été ébranlée par la négation qu'en ont faite Pison, Willis, Moore, Ch. Lepois, et plus récemment M. Grisolle. Elle a pour elle bien des noms illustres, depuis le père de la médecine jusqu'à nos jours, où elle compte parmi ses défenseurs Tissot, Pinel, Esquirol, et les hommes distingués, leurs élèves, aujourd'hui devenus nos maîtres.

Nous reconnaissons donc que l'épilepsie peut avoir pour cause la présence de corps étrangers au milieu de l'organisme humain, quelquefois de corps inertes, comme des calculs biliaires ou vésicaux, ou engagés dans les uretères, ainsi que Fabricius de Hilden, La Motte, Tissot, Cooke, etc., en notent de nombreux exemples, plus souvent encore la présence de larves, d'helminthes. de tænias développés, dans le tube intestinal, le conduit auditif, les cavités nasales, les sinus frontaux et maxillaires, les méninges, le cerveau lui-meme; les *Éphémérides des curieux de la nature*, les mémoires ou les observations de Benivenius, Borellus, Forestus, Wepfer, Riolan, Tissot et beaucoup d'autres, ne laissent aucun doute à cet égard.

On comprend que les affections convulsives aient été plus souvent encore la conséquence de la présence de corps étrangers, alors qu'ils se sont développés dans le voisinage plus immédiat des centres nerveux.

On sait que le chatouillement peut déterminer l'épilepsie, et l'on comprend aisément comment la sensation de chatouillement, d'irritation permanente occasionnée par des larves ou des vers, a pu devenir la cause d'accès convulsifs épileptiques ou épileptiformes. Il importait de fixer davantage l'attention sur ce point de l'étiologie de l'épilepsie, qui figure peut-être assez souvent parmi les causes inconnues. En effet, lorsque l'épilepsie ou toute autre affection congénère débutera sans cause apparente, il conviendra de rechercher si son apparition ne doit pas être rattachée à une cause analogue à celles dont nous venons de parler, surtout si, dans les commémoratifs, il a été avancé quelque chose qui puisse servir de guide. Le traitement sera alors dirigé d'une manière plus méthodique et avec plus de chances de succès.

En général, les épilepsies sympathiques peuvent être guéries toutes les fois qu'on peut faire disparaître les causes qui les produisent, à moins qu'elles ne soient déjà anciennes, parce qu'alors il peut arriver que l'ébranlement nerveux, devenu pour ainsi dire habituel, vienne à se continuer alors même que la cause originelle sera détruite.

Les observations qui précèdent ne s'appliquent pas seulement aux affections purement convulsives, mais encore à d'autres désordres cérébraux, tels que la manie, la mélancolie, etc. Le *Journal de Psychiatrie* de Pisani, du deuxième trimestre de 1853, renferme une observation du docteur Belleti, relative à un accès de mélancolie déterminé chez une ancienne maniaque par la présence de larves nombreuses d'insectes coléoptères logés en grand nombre dans le conduit auditif gauche, et qui auraient perforé la membrane du tympan ; ces larves paraissaient appartenir à la tribu des *clavicornes*, et probablement au genre *Neerphinis Dermestes*, qui habite ordinairement la peau des cadavres des animaux en proie à la fermentation putride. Des faits semblables ont été rapportés par Galien, Aétius, Valsalva, Morgagni, Bonet, Fabrice de Hilden, etc.

L'attention des vétérinaires paraît s'être portée sur ce point plus particulièrement que celle des médecins, ce qui tient peut-être à la facilité qu'ont les premiers d'abattre immédiatement les animaux en proie à des affections dont la cause demeure inconnue.

Chabert a surtout fait ressortir l'importance de cette indication dans son traité des maladies vermineuses chez les animaux. Tous les zoologistes et les vétérinaires savent que différentes espèces de la famille des *œstres* déposent leurs œufs non-seulement sous la peau, mais sur les lèvres et jusque dans les naseaux du cheval, du mulet, de l'âne, du cerf; mais c'est principalement le mouton qui y est le plus exposé.

La *céphalémye* du mouton, *cephalemyia ovis, œstrus ovis*, se loge de préférence dans les sinus frontaux; elle s'introduit dans l'épaisseur de la membrane pituitaire et le plus souvent sous la tunique même; lorsque les larves ont acquis toute la force qu'elles doivent avoir, et qu'elles ne trouvent pas une nourriture assez abondante, elles déchirent la membrane qui leur servait en quelque sorte d'enveloppe, et c'est ce déchirement qui occasionne les convulsions dont les moutons sont atteints.

Les larves déposées dans les fosses nasales des grands animaux font moins de ravages, soit parce que, pouvant sortir plus aisément, leur émission est moins meurtrière, soit parce que le lieu habité est moins irritable. Nous n'avons pas à nous occuper ici des autres variétés d'œstres, d'hypodermes ou de céphalémyes dont les habitudes et le développement se rapprochent plus ou moins de ceux de la céphalémye du mouton et de l'œstre nasal; il nous aura suffi d'indiquer en passant ce fait important de l'histoire de cette tribu de diptères, et de signaler les accidents auxquels ils peuvent donner lieu.

Il est à peine nécessaire de rappeler aussi les accidents convulsifs causés par la présence anormale au milieu de l'économie, dans les tissus, ou dans les viscères, des lombrics, des ascarides, et surtout des tænias qui déterminent souvent des symptômes que l'on a confondus avec l'hydrophobie et qui amènent la mort des animaux. Nous passons à l'examen analytique de l'observation qui nous a été communiquée par M. Legrand du Saulle.

Il s'agit d'une petite fille de neuf ans qui, quelques jours après une promenade dans la campagne, où elle s'était amusée à cueillir des fleurs, fut prise tout à coup d'une céphalalgie frontale très intense, caractérisée surtout par un point extrêmement douloureux ayant son siége dans les sinus frontaux, par des éblouissements, des vertiges, par un chatouillement tout particulier de la membrane pituitaire, enfin par des éternûments répétés. Cet état dura à peu près pendant six semaines, sans que les médecins éclairés qui furent appelés pussent s'en expliquer la cause réelle. Le caractère de la petite fille subit un brusque et notable changement ; elle donna tous les signes d'une surexcitation nerveuse très-prononcée.

Le 10 décembre, l'enfant appela l'attention de sa mère sur des petites bêtes remuant imperceptiblement dans son mucus nasal. Ce phénomène, attentivement observé, se renouvela à de nombreuses reprises, chaque fois que la petite fille se mouchait. Une calorification inaccoutumée s'était développée entre les arcades sourcilières.

Le fait fut signalé à un médecin qui, lui-même, soumit à l'examen du professeur d'histoire naturelle de la Faculté des sciences de Dijon, M. Brullé, les petits corps épars dans le mucus nasal desséché qui lui avait été remis. M. Brullé y crut reconnaître les larves d'insectes bien différents d'espèce, de genre et de famille, savoir : des *chrysomélines*, des *stratyomides* (*diptères*), des *dermestes du lard*, des *cistèles*, des *scolopendres*. Une consultation fut provoquée ; on constata la chaleur développée dans un point circonscrit de l'espace intersurcilier et la présence de larves dans le mucus nasal. On conseilla les sternutatoires, un vésicatoire à la nuque, des pédiluves sinapisés, des laxatifs.

Loin de s'améliorer, l'état s'aggrave ; la céphalalgie revient plus intense ; des convulsions ont lieu qui durent plusieurs heures.

A cette crise longue et douloureuse succède un état comateux, voisin de la congestion, un certain trouble des facultés intellectuelles, une anorexie complète. Malgré une amélioration prononcée obtenue par l'application de sangsues aux apophyses mastoïdes, le médecin ordinaire décida la famille de la petite fille à la placer à l'Asile d'aliénés de la Côte-d'Or. Quelques jours après son admission, l'enfant en se mettant à table pousse tout à coup un petit cri et se débat dans une crise convulsive qui présente tous les caractères de l'épilepsie ; quarante-cinq crises semblables se succèdent rapidement. Le lendemain, éclate un accès de manie qui dure deux jours. On constate à diverses reprises la présence de larves dans le mucus nasal. On n'hésita pas alors à admettre que la maladie convulsive avait été causée et entretenue jusqu'alors par des larves développées dans les sinus frontaux, et l'on résolut de détruire ces larves, espérant ainsi mettre fin à la maladie. Voici comment il fut procédé pour mettre à exécution cette idée bien simple, mais d'une réalisation difficile. De petits morceaux de papier non collé, d'une grandeur déterminée, furent imbibés d'une solution titrée d'arséniate de soude, puis séchés et roulés sur eux-mêmes en forme de cigarettes, dont chacune pouvait contenir cinq centigrammes d'arséniate de soude. On fit fumer ces cigarettes à la malade, en l'observant attentivement et faisant en sorte d'obtenir d'elle qu'après de lentes aspirations, elle rendît la fumée par les narines. Les premières cigarettes furent difficilement supportées, puis ensuite la malade parut y trouver du plaisir. En même temps, la malade prend chaque jour un bain frais et une potion additionnée de teinture de cantharides. Bientôt, nouvelle série de crises hystéro-épileptiformes, mais d'une durée moindre que les premières; léger accès de manie à la suite de ces crises. La malade continue à rendre, en se mouchant, des larves mais privées de vie, selon toute apparence. Nouvelles crises convulsives, sans accès de manie. Le point douloureux de la région frontale a complétement disparu, ainsi que la calorification qu'on y avait remarquée; on cesse d'observer des larves au milieu du mucus nasal; l'intelligence est redevenue très vive; le sens de l'odorat fonctionne librement; depuis deux mois tout traitement est suspendu, et depuis près de trois mois il n'y a pas eu de crises convulsives. La malade quitte l'asile parfaitement guérie, après un séjour d'un peu plus de cinq mois. La guérison s'est bien soutenue depuis deux ans.

Pour compléter ce rapport et donner une idée

suffisante du travail de M. Legrand du Saulle, nous ne pouvons mieux faire que de reproduire ici les considérations judiciaires qui le terminent.

« Cette observation démontre une fois de plus d'une » manière authentique que des crises épileptiformes » peuvent être déterminées par la présence d'insectes » accidentellement logés dans les cavités naturelles » du corps humain et nous fait voir avec quelle circonspection on doit s'informer auprès des malades » récemment et subitement attaqués de maladies con» vulsives, des circonstances commémoratives pour » voir s'il n'y a pas de causes extérieures déterminan» tes susceptibles d'être combattues avec succès ; là » peut être quelquefois la guérison d'une maladie des » plus pénibles, et qui se joue si souvent des res» sources de l'art.

» En résumé :

» 1° Il est possible que des larves d'insectes soient » déposées au milieu de nos tissus et puissent vivre » et se développer dans celles de nos cavités qui sont » en communication directe avec l'air extérieur ;

» 2° La présence de ces corps étrangers actifs peut » déterminer des attaques simulant l'hystérie et l'é» pilepsie ;

» 3° Enfin la destruction de ces animaux est facile, » sans inconvénients pour la santé générale, au moyen » de vapeurs toxiques, et combinée avec un traite» ment approprié, elle entraîne après elle la gué» rison. »

Nous mettons moins de réserve que M. Legrand du Saulle dans la critique de la dénomination des larves faite par M. Brullé. Malgré la juste autorité que s'est acquise le savant professeur d'histoire naturelle de Dijon comme entomologiste, il nous est impossible d'admettre que des larves différentes d'espèce, de genre, de famille et si dissemblables par leurs mœurs, leurs habitudes, les nécessités de leur existence, aient pu s'introduire et se développer pêle-mêle dans les sinus frontaux de la jeune malade qui fait le sujet de l'observation de M. Legrand du Saulle.

Comment s'expliquer la présence des chrysomélines à côté de celle des cistèles et des stratyomides, celle des dermestes à côté de celle des scolopendres?

Il est possible que certaines mouches aient déposé leurs œufs dans les cavités nasales de l'enfant, et que de là elles se soient introduites dans les sinus frontaux; il est déjà plus difficile d'admettre qu'en aspirant fortement un bouquet de fleurs des champs la malade ait attiré dans ses narines des œufs d'insectes; mais le hasard, si bizarre qu'il soit, n'a pu accumuler sur des fleurs les œufs du dermeste à côté de ceux des scolopendres qui se tiennent habituellement dans la terre, la mousse, sous les pierres, dans le bois pourri, les fentes des vieux murs, et qui ne vivent que de proie vivante.

Une autre observation se présente naturellement à l'esprit : il s'est passé plus de six mois entre l'introduction des insectes dans les cavités nasales et la guérison de la maladie à la suite de leur expulsion. Comment se fait-il qu'on n'ait jamais observé d'insectes parfaits? Il s'est écoulé pour plusieurs d'entre eux, pour les dermestes, par exemple, un temps suffisant pour que la transformation ait dû se produire. Chez le mouton, le cerf, l'âne, le bœuf, etc., les différentes espèces d'œstres qui s'introduisent et vivent à l'état de larves dans les cavités nasales, dans l'estomac et le tube intestinal de ces animaux, en sortent une fois arrivés à l'état d'insectes parfaits. Dans le cas qui nous occupe, il est possible que les larves, ne trouvant pas les conditions nécessaires à leur existence, aient succombé successivement : que devient alors l'efficacité des vapeurs arsénieuses ? Cette médication est ingénieuse, assurément, mais il faudrait de nouveaux exemples pour convaincre de son efficacité réelle.

On ne peut guère songer à injecter dans les sinus des liquides irritants ou toxiques, encore moins, comme Chabert l'a conseillé et employé avec succès pour la destruction de la céphalémye du mouton ou du tænia lancéolé logé dans les sinus, à inciser la peau, à trépaner le frontal et à diviser la membrane pituitaire pour y faire des injections. L'intensité de la douleur, la difformité des cicatrices et surtout le danger de léser des vaisseaux et des nerfs importants, ne permettent guère d'avoir recours chez l'homme à de pareils moyens.

La circulation de vapeurs toxiques dans les cavités nasales, imaginée par M. Dumesnil et mise en pratique par M. Legrand du Saulle, est une ressource sur laquelle on pourra fonder des espérances légitimes. Il importe de détruire rapidement la cause occasionnelle de la maladie convulsive ; si on la laisse persister longtemps, le cerveau pourra conserver, après sa disparition, une disposition à entrer en convulsion qui se reproduira sous l'influence des causes les plus diverses.

Il est peut-être vrai de dire, avec Tissot, que si l'on guérit peu d'épilepsies, c'est faute de faire attention, dans certains cas, à la variété des causes qui l'ont produite.

Nous ne devons pas oublier de faire remarquer incidemment que les crises décrites avec soin dans l'observation soumise à notre examen n'offrent rien de bien appréciable qui nous ait paru démontrer que l'hystérie s'y trouvât jointe à l'épilepsie.

L'observation de M. Legrand du Saulle est un exemple remarquable de la réaction du physique sur le moral; sous l'influence de l'état pathologique du cerveau déterminé par la présence des larves dans les sinus, on voit se produire, en même temps que des troubles fonctionnels, une altération des facultés intellectuelles et morales qui disparaît avec la cause originelle de la convulsibilité du cerveau.

On voit, par l'observation qui précède, qu'on ne saurait attacher trop d'importance à recueillir avec le plus d'exactitude possible les exemples de ce genre qui peuvent se présenter à l'observation. Ce ne sera en effet qu'en réunissant un certain nombre de faits analogues bien complets et bien authentiques, qu'on peut espérer tracer un jour une histoire satisfaisante de cette curieuse variété d'épilepsie.

M. Legrand du Saulle a rendu service à la science

en fournissant des matériaux qui aideront à éclaircir un point encore obscur de la pathologie cérébrale.

Son travail porte l'empreinte d'une exactitude rigoureuse, d'un esprit sagace et réfléchi ; il est accompagné de considérations ingénieuses qui trouveront faveur auprès des personnes qui se sont livrées aux études de pathologie cérébrale et mentale.

M. Legrand du Saulle a été successivement interne en médecine à l'Asile d'aliénés de la Côte-d'Or, de la Seine-Inférieure, à la maison nationale de Charenton. Il a étudié avec fruit l'aliénation mentale sous MM. Dugast, Teilleux, Dumesnil, Calmeil. Il a donné des preuves non douteuses de son zèle intelligent, de son dévouement aux malheureux renfermés dans nos asiles, de la droiture et de la dignité de son caractère.

Votre commission a pensé qu'en considération de tous ces titres elle pouvait vous exprimer le désir que M. Legrand du Saulle fût appelé à prendre place parmi les membres correspondants de la Société (1).

(1) Après la lecture de ce savant rapport, la Société médico-psychologique passe au scrutin, et à l'unanimité des suffrages, moins un bulletin blanc, M. Legrand du Saulle est proclamé membre correspondant.

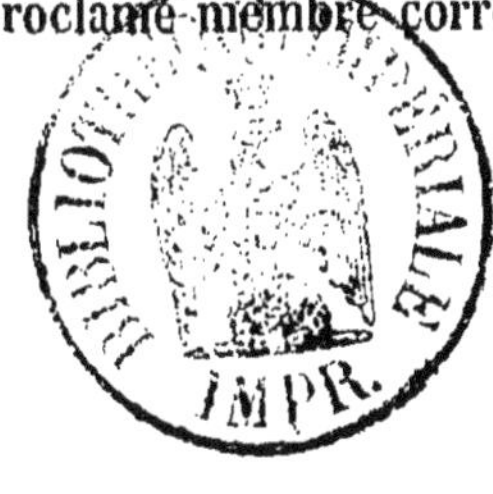
BIBLIOTHÈQUE IMPÉRIALE IMPR.

www.ingramcontent.com/pod-product-compliance
Ingram Content Group UK Ltd.
Pitfield, Milton Keynes, MK11 3LW, UK
UKHW020456230726
13925UKWH00005B/1969